AF280944

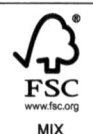

Der Armlängentest

Methoden der alternativen Heilkunst

Marvin Oswald

Der Armlängentest

Methoden der alternativen Heilkunst

© 2011 - Marvin Oswald
1. Auflage
ISBN: 9783842356061

Herstellung und Verlag:
Books on Demand GmbH, Norderstedt
Alle Rechte liegen beim Autor

Hinweis

Der Autor hat bei der Erstellung dieses Buches Informationen und Ratschläge mit Sorgfalt recherchiert und geprüft, dennoch erfolgen alle Angaben ohne Gewähr. Verlag und Autor können keinerlei Haftung für etwaige Schäden oder Nachteile übernehmen, die sich aus der praktischen Umsetzung der in diesem Buch dargestellten Inhalte ergeben. Bitte respektieren sie die Grenzen der Selbstbehandlung und suchen sie bei Erkrankungen einen erfahrenen Arzt oder Heilpraktiker auf.

Inhaltsverzeichnis

Vorwort zur Ratgeberreihe

Alternative Heilweisen finden immer stärker Eingang in die heutigen Behandlungsmethoden, nicht nur der Naturheilkundler und Geistheiler. Trotz der schulmedizinischen Tendenz, nur wissenschaftlich standardisierte und damit für alle Menschen vereinheitlichte Behandlungen anzuwenden, sind zumindest im Bereich ärztlicher Ergänzungsleistungen auch homöopathische und andere alternative Behandlungsformen immer häufiger zu finden. Sicherlich kann über die Motivation, diese Zusatzleistungen anzubieten, trefflich gestritten werden, doch möchte ich anerkennend zur Kenntnis nehmen, dass damit auch der Weg zum alternativen Heilen und damit auch zu den alternativen Heilern, vor allem Heilpraktiker und Geistheiler, für manchen Skeptiker geebnet werden kann. Gleichzeitig wird der Zulauf zu genau diesen Therapeuten und Anwendern auch größer. Die Vielfalt der Behandlungsformen spiegelt dabei die notwendige Individualität von Behandlung wider. Denn obwohl auch die alternative Heilkunde in so manchem Abgrenzungsstreit einzelner Methoden festhängt, wobei ebenfalls wirtschaftliche Interessen dazu führen, dass einige Behandlungsmethoden mit viel Aufwand angepriesen und regelrecht vermarktet werden. Erfahrene Heilkundler wissen, dass auch alternative Heilungsformen Sorgfalt und Ausbildung erfordern. Gleichzeitig gibt es eine Vielzahl an einfachen Behandlungen, die ohne großen Aufwand und ohne langes Theoriestudium erlernt werden können. Mit der Ratgeberreihe *Methoden der alternativen Heilkunst* habe ich ganz gezielt solche Methoden und Techniken ausgesucht, die mit wenig Hintergrundwissen sehr schnell in die Praxis umgesetzt werden können. Viele davon kann man kombinieren und zu einem eigenen Behandlungskonzept zusammenführen. Alle Ratgeber dieser Reihe sind so geschrieben, dass die Leserinnen und Leser sehr schnell mit kleinen Übungen nachvollziehen können, wie und vor allem auch dass die Behandlung wirkt. Der Einsatz am Patienten ist jeweils einfach und ungefährlich, da alle Techniken nicht-invasiv sind, also sehr gut zur Aktivierung der Selbstheilungskräfte eingesetzt werden können. Ich hoffe, allen Heilern, die meine Ratgeber lesen, mit interessanten Ideen und Ansätzen weitere Werkzeuge an die Hand geben zu können, um das eigene Wirken zu ergänzen, zu erweitern oder zu vereinfachen.

Marvin Oswald

Wie der Armlängentest funktioniert

Klären wir zunächst einmal die Frage, worum es bei einem Armlängentest eigentlich geht. Die häufigste Anwendung dieses und auch ähnlicher Testverfahren ist die Diagnostik. Ein Therapeut kann seinen Patienten nach dessen Befindlichkeit oder nach seinen Beschwerden befragen und erhält dann subjektive Antworten, die er auswerten kann. Im besten Fall kommt er damit zu einer Diagnose. Das birgt einige Schwierigkeiten und Stolperfallen. Denn einerseits gibt der Patient alle Beschwerden bereits interpretiert weiter, indem er schon vor dem Aussprechen seiner Beschwerden innere Bewertungen vornimmt. Das geschieht größtenteils unbewusst, manchmal auch bewusst. Viele Patienten erkundigen sich bereits bevor sie einen Therapeuten aufsuchen im Internet oder in Büchern über mögliche Krankheiten und über Heilungswege. Das beeinflusst bereits die eigene Haltung und die eigenen Urteile über Krankheiten, Beschwerden, Behandlungen, allgemein gesagt über Zustände und Veränderungswege. Dem Therapeuten würde also helfen, Antworten zu bekommen, die unverfälscht sind, also nicht vom Verstand gegeben werden, sondern von einer neutralen Instanz. Die gibt es nicht, werden viele jetzt denken und doch tragen wir eine solche in uns, nämlich das Unbewusste. Zugegeben, das ist sicherlich eine recht diffuse Bezeichnung für eine Instanz, doch ist es in der Tat so, dass wir tief in uns die Wahrheit über unseren Gesundheitszustand, über die krank machenden Umstände und über unseren eigentlichen Wunsch - Heilung oder in der Krankheit verharren - kennen. Nur aussprechen können wir sie nicht so einfach, weil sie uns nicht unbedingt bewusst ist. Und selbst wenn dem so wäre, wir würden es nicht gerne akzeptieren wollen, dass wir beispielsweise tief in uns die Krankheit, die uns so quält, behalten wollen. Die menschliche Psyche spielt bei allen Erkrankungen mit. Da sind viele Gründe denkbar, warum es auch einmal subjektiv gesehen besser sein könnte, krank zu bleiben.

Oft vorgetragene Gründe zum Gesundwerden

- ❖ Aufhören zu leiden
- ❖ Keine Hilfe mehr benötigen
- ❖ Wieder um sich selbst kümmern können
- ❖ Den Alltag wieder bewältigen können
- ❖ Wieder der/die Alte sein
- ❖ Unerledigtes endlich erledigen
- ❖ Wieder zur Arbeit gehen
- ❖ Wieder für die Familie da sein können
- ❖ Wieder mit Freunden treffen

In der Psychologie bekannte Gründe zum Krankbleiben

❖ Weiter leiden wollen (Selbstbestrafung)
❖ Hilfe und Fürsorge genießen
❖ Soziale Anbindung durch Hilfe anderer
❖ Verantwortung für den Alltag abgeben
❖ Nicht mehr der/die Alte sein wollen
❖ Keine Verantwortung für Unerledigtes tragen
❖ Nicht mehr zur Arbeit gehen wollen
❖ Nicht für die Familie da sein müssen
❖ Nicht mehr mit Freunden treffen müssen

Fällt ihnen beim Lesen der typischen Gründe für den Wunsch nach Genesung und den heimlichen Wunsch zum Krankbleiben etwas auf? Natürlich. Es handelt sich jeweils um Gegensätze. Oft wird ein scheinbar intensiver Wunsch nach Heilung zwar geäußert und wird auch im Verstand so gedacht. Doch gleichzeitig kann es sein - natürlich nicht immer - dass das tiefe Innere, das unbewusste Streben in uns, das eigentlich mit erneutem Stress, mit Belastungen, die wir in der Krankheit nicht haben, verbindet. Daraus entsteht dann eine unbewusste Weigerung, gesund zu werden. Heilung kann verschiedene Wege gehen. Ganzheitlich orientierte Therapeuten, also viele Heilpraktiker, Geistheiler und aufgeschlossene Ärzte, berücksichtigen gerade diese unbewussten Zusammenhänge und Wirkungen. Es genügt natürlich nicht, zu wissen, dass das Unbewusste möglicherweise andere Wege gehen will als das Bewusste, also der Verstand. Der Therapeut muss es überprüfen können. Durch Befragen alleine geht das nicht, zumindest nicht treffsicher. Es sei denn, der Patient weiß bereits, was sein Unbewusstes will oder er will sogar in seinem Verstand etwas anderes als das, was er zunächst behauptet.

Der Armlängentest ist ein sehr altes Werkzeug, den Willen des Unbewussten zu befragen. Es gibt ihn in einigen Varianten und Abwandlungen. Hypnosetherapeuten kennen beispielsweise die ideomotorischen Tests über Fingersignale oder Levitation der Arme oder Beine. Der Begriff Ideomotorik beschreibt das Phänomen, dass unsere Gedanken, also auch unbewusste Gedanken, zu entsprechenden Bewegungen des Körpers führen. Mentalmagier beweisen das immer wieder, wenn sie von einem Probanden einen Gegenstand in einem Raum verstecken lassen und ihn dann an einer Hand (meistens am Handgelenk) nehmen und zum Ort des Verstecks führen. Der Magier weiß, dass der Proband automatisch und ohne dass er das selbst bemerkt leichte Richtungshinweise mit seinem Handgelenk gibt. Geht der Magier beispielsweise nach rechts, weil er keine Ahnung hat, wo der Gegenstand sich befindet, und der Proband denkt *Ha, falsch! Es müsste nach links gehen!*, so macht sein gesamter Körper eine leichte Linksbewegung und sein Handgelenk reagiert ebenfalls mit einem „Linksruck", der allerdings sehr gering und dezent ausfällt. Für einen geübten Magier leicht zu spüren. Das funktioniert auch dann, wenn der Proband sich versucht mit unwichtigen Gedanken abzulenken. Sein Körper reagiert, weil seine unbewusste Vorstellung vom richtigen Weg zum Ziel die Signale sendet. Ich möchte den Begriff der Ideomotorik hier weiter fassen und darauf hinweisen, dass nicht nur Gedanken, sondern auch Gefühle Körperbewegungen hervorrufen.

Wenn wir das nun wissen, können wir diese Tendenz nutzen, um das Unbewusste zu befragen. Wir fragen also beispielsweise unseren Patienten, ob er gesund werden will und lassen seinen Körper antworten. Wichtig ist dabei natürlich, dass wir die Antwort des Körpers auch verstehen. Wir brauchen also unterscheidbare Antworten für *Ja* und *Nein* und idealerweise auch noch einen Gradmesser für die Intensität der jeweiligen Antwort. Antwortet der Körper des Patienten auf die gestellte Frage mit *Nein*, so kann es sein, dass er sagen möchte *Nein, derzeit möchte ich lieber noch nicht gesund werden* oder aber er will damit ausdrücken *Nein, ich will nie wieder gesund werden* oder eine der tausend möglichen Nuancen dazwischen. Der Armlängentest ermöglicht beides und ist zudem noch sehr einfach zu erlernen.

Eine einfache Übung

Stellen sie sich aufrecht hin und lassen sie beide Arme locker am Körper hängen. Lockern sie ihre Schultern und atmen sie ruhig und gleichmäßig. Jetzt sagen sie fünfmal hintereinander beim Ausatmen „Ja". Führen sie nun beide Hände zügig vorm Körper zusammen, sodass die beiden Daumen aneinander liegen. Betrachten sie die Position der Daumen zueinander.

Wenn sie in einem ausgeglichenen energetischen Zustand sind, liegen die Daumen auf gleicher Höhe. Vorausgesetzt natürlich, dass es keine physiologisch bedingte Armlängendifferenz gibt und ihre Arme sowie Hände und Schultern nicht von Krankheiten oder Verletzungen betroffen sind. Sorgen sie sich nicht, wenn die beiden Daumen nicht auf gleicher Höhe sind, sondern ein Arm etwas kürzer scheint als der andere. Wichtig ist hier nur, dass wir einen Ausgangspunkt gefunden haben. Machen sie nun zunächst die zweite Übung.

Zweite Übung

Stellen sie sich wieder aufrecht hin und lassen sie beide Arme locker am Körper hängen. Lockern sie ihre Schultern und atmen sie ruhig und gleichmäßig. Jetzt sagen sie fünfmal hintereinander beim Ausatmen „Nein". Führen sie nun beide Hände zügig vorm Körper zusammen, sodass die beiden Daumen aneinander liegen. Betrachten sie die Position der Daumen zueinander.

Achten sie nun vor allem darauf, was sich verändert hat. Sie werden sehen, dass die Position der Daumen sich zueinander geändert hat. Es ist eine scheinbare Längendifferenz beider Arme entstanden oder die vorhandene Differenz hat sich vergrößert. Natürlich ist ihr Arm weder länger noch kürzer geworden. Ihr Unbewusstes hat die Spannung in den Muskeln verändert, denn die unterschiedliche Haltung von Ja zu Nein wirkt sich bereits aus, obwohl es um kein spezielles Ziel und keine inhaltliche Frage ging. Alleine die Tatsache, eine bejahende Grundhaltung einzunehmen oder eine verneinende bewirkt ideomotorische Reaktionen im Körper, die wir über die beobachtet Armlänge feststellen können. Gehen sie noch einen Schritt weiter. Denn auch das Ausmaß der Haltung kann gemessen werden. Die Stärke der Ablehnung kann angezeigt werden.

Dritte Übung

Stellen sie sich wieder aufrecht hin und lassen sie beide Arme locker am Körper hängen. Lockern sie ihre Schultern und atmen sie ruhig und gleichmäßig. Jetzt sagen sie zwanzigmal hintereinander beim Ausatmen „Nein". Führen sie nun beide Hände zügig vorm Körper zusammen, sodass die beiden Daumen aneinander liegen. Betrachten sie die Position der Daumen zueinander.

Wahrscheinlich habe sie festgestellt, dass die Längendifferenz größer geworden ist. Sollte das nicht der Fall sein, beginnen sie bitte noch einmal. Lockern sie die Arme und atmen sie ruhig und gleichmäßig. Beginnen sie dann noch einmal mit der ersten Übung. Sicherlich stellen sie nun den Unterschied fest. Ihr Körper kann dabei sehr eigen reagieren. Machen sie sich keine Sorgen, wenn bei Übung 1 bereits Längenunterschiede zu sehen sind. Das ist normal. Wir sind nicht immer vollkommen ausgeglichen. Wenn sie die erste Übung einige Male direkt nacheinander wiederholen, werden die Daumen gleich lang, weil die Fokussierung auf die Antwort *Ja* einen

Ausgleich in diese emotionale und mentale Richtung bewirkt. Im Grunde genommen haben sie den Armlängentest bereits verstanden und können ihn ab sofort anwenden. Ich zeige ihnen im weiteren Verlauf des Buches, wie sie diagnostisch und therapeutisch damit umgehen können und natürlich, wie sie ihn bei ihren Patienten einsetzen können. Wir gehen Schritt für Schritt vor. Nachdem sie den Test nun als Selbsttest kennen, können sie damit experimentieren bzw. die Verlässlichkeit des Testes überprüfen. Stellen sie hierzu Fragen, deren innere Antwort sie sicher kennen. Aufgepasst: keine emotionalen Fragen bitte! Denken sie daran, dass ihr Unbewusstes andere Einschätzungen haben könnte als sie. Stellen sie zunächst einmal einfache Sachfrage, die auch ihr Verstand treffsicher beantworten kann und lassen sie ihren Körper mit *Ja* oder *Nein* antworten. Er lügt nicht und scherzt nicht! Stellen sie sowohl Fragen, die mit *Ja* zu beantworten sind, was zur gleichen Armlänge führt oder zur Armlänge, die sie bei der ersten Übung gefunden haben, als auch solche, die mit *Nein* beantwortet werden müssen. Beginnen Sie bitte immer, wenn sie mit dem Selbsttest arbeiten mit der ersten Übung, machen sie dann die zweite und danach stellen sie bitte ihre Fragen. Stellen sie sich das so vor, als würden sie ihre Arme zunächst justieren. Sonst könnten sie eine Armlängendifferenz als Nein interpretieren, obwohl sie nur ihre Gesamtschieflage im Energetischen anzeigt.

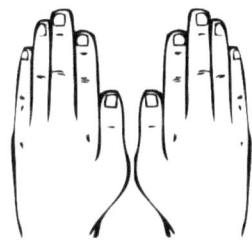

gleiche Armlänge = stressfrei - Ja!

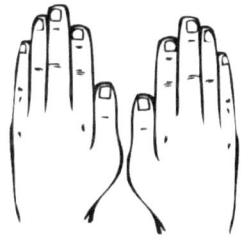

ungleiche Armlänge = Stress - Nein!

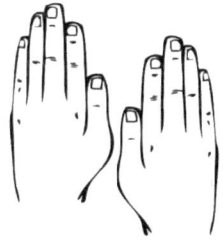

mehr Stress - deutliches Nein!

Was wir mit dem Armlängentest anfangen können

Wie einfach die Selbstanwendung des Armlängentests ist, haben wir bereits gesehen. Außerdem haben sie schon mit einfachen Fragen geübt bzw. überprüft, ob der Test wirklich funktioniert. Selbstverständlich muss ein sinnvoller Test mehr liefern als die Bestätigung banalen Wissens. Unser Organismus bildet tief liegende Kenntnisse, Gedanken und Gefühle auf der körperlichen Ebene ab. Daher können wir den Test vor allem dazu nutzen, unbewusstes Wissen abzulesen. Im riesigen Speicher unseres Unbewussten finden wir Antworten, die wir bewusst nicht im Stande sind zu geben. Das liegt daran, dass alle bewussten Entscheidungen Ergebnisse rationaler, also vom Verstand getroffener, Abwägungen sind. Unser Verstand überlegt allerdings nicht einfach, wie eine Angelegenheit oder eine Zustand beschaffen sein könnte, sondern er zieht Schlussfolgerungen, bedenkt Konsequenzen und trifft schließlich eine Abwägung, welche „Wahrheit" die von ihm erwartete ist. In Erziehung und Sozialisation lernen wir, welche Verhaltensweisen sozial erwünscht und gesellschaftlich erwartet werden. Wir lernen außerdem auch ein ganz persönliches und individuelles Wertesystem der

Familie, in der wir aufwachsen. Unser Verstand folgt diesen gelernten Prinzipien, möglicherweise auch anderen Grundsätzen, die wir im Laufe der Zeit von anderen Personen oder Systemen übernommen haben oder selbst entwickelt haben. Doch folgen wir immer wieder Verhaltensprinzipien und bei weitem nicht immer unserem tatsächlichen inneren Gefühl.

Viele Menschen, die krank sind und sehr unter ihren Einschränkungen oder Symptomen leiden, geben vor, gesund werden zu wollen und nichts sehnlicher zu wünschen. Sie glauben meistens auch, dass das ihre wirkliche Absicht ist. Die unbewusste und viel mächtigere Absicht ist meistens anders. Krank werden wir nicht per Zufall. Krankheiten sind Zeichen des Organismus, dass eine Unterbrechung oder Veränderung notwendig ist, dass wir eine Auszeit benötigen. Unser Unbewusstes fordert diese Unterbrechung ein, wenn auch in manchen Fällen mit sehr ungünstigem Ausgang für uns. Da sich nun beide widersprechen, der Verstand, der uns vorgaukelt, gesund werden zu wollen, und das Unbewusste, das (noch) krank bleiben will, kämpfen wir gegen uns selbst, ohne es zu wissen. Dieser Kampf ist keinesfalls konstruktiv. Besser ist es, wenn wir erfahren, was unser Unbewusstes wirklich will. Nicht etwa, weil wir uns dann unseren inneren Bestrebungen ausliefern müssten und einfach krank bleiben. Vielmehr geht es darum, zu erkennen, dass ein Teil von uns, denn das Unbewusste ist ein Teil von uns, weder Gegner noch bösartig, etwas anderes braucht als wir glauben. Krank bleiben wollen ist nicht selbstzerstörerisch angelegt. Im Gegenteil, eine solche Absicht oder Tendenz zeigt uns an, dass wir uns gerade diese Auszeit nehmen sollten, um uns mit uns selbst zu beschäftigen, um zu verstehen, wie es uns tatsächlich geht und was wir wirklich brauchen. Lösen wir innere Blockaden auf, beenden alte Konflikte, die längst nicht mehr zweckmäßig sind und verzichten auf Wiedergutmachung von vergangenen Versagungen, so strebt unser Inneres wieder nach Gesundung.

Kranke Menschen sagen immer wieder, die Krankheit, und sei es nur eine Erkältung, wäre nicht so schlimm, habe sich aber den schlechtesten Zeitpunkt ausgewählt. Da liegt der typische Irrtum. Unser Verstand kennt nämlich keinen günstigen Zeitpunkt zum Krankwerden. Hindert uns die Unterbrechung an der Arbeit, behaupten wir, unbedingt unsere Tätigkeit weiterführen zu müssen, gerade jetzt unentbehrlich zu sein. Trifft es uns im Urlaub, empfinden wir den Zeitpunkt ebenfalls als unpassend, weil wir ja gerade Erholung brauchen und uns ausruhen wollen. Wann wäre nun ein guter Zeitpunkt zum Krankwerden? Unser Verstand sagt: niemals!

Unser Unbewusstes folgt da einem viel einfacheren Prinzip. Wir haben eine innere Belastungsgrenze, die etwa so einfach funktioniert wie eine Lichtschranke einer Schiebetür im Einkaufzentrum. Gehen wir über einen bestimmten Punkt der Belastung hinaus, kommen wir in den Bereich der inneren Lichtschranke und unser Organismus produziert eine Krankheit oder einzelne Symptome. Hier kann uns der Armlängentest helfen. Haben wir erst einmal festgestellt, wie unsere Arme funktionieren, wie wir also das *Nein* ablesen können, haben wir einen kommunikativen Zugang zum Unbewussten, der uns direkte Verständigung und Rückmeldung erlaubt. An der Intensität des *Nein*, das sich in unterschiedlichen Differenzen der Armlängen im Test zeigt, können wir sogar die Entschiedenheit des inneren *Nein* einschätzen.

Im Selbsttest können wir also mit einfachen Fragen Rückmeldungen dazu erhalten, was wir in verschiedenen Bereichen unseres Lebens eigentlich wollen. Genau genommen, geht es nicht einfach um *Ja* und *Nein*, sondern darum, welche Vorstellung Stress erzeugt und damit *Nein* sagt und welcher Gedanke für Entspannung sorgt und damit beide Arme gleich lang sein lässt bzw. *Ja* sagt. Das *Nein* ist also kein absolutes *Ich will nicht* oder *Alles läuft falsch*. Das sollte keineswegs derart radikal betrachtet und ausgewertet werden. Eine Angelegenheit oder Lebenssituation, die uns Stress bereitet, was hier als inneres *Nein* beschrieben wird, muss in den meisten Fällen nicht beendet oder verlassen werden, sondern die Situation oder unser Umgang mit ihr sollte verändert, konstruktiv und Stress reduzierend angepasst werden. Viele Menschen empfinden ihren Beruf beispielsweise als belastend, machen ihn aber dennoch gerne. Möglicherweise führen Verausgabung und Überforderung, zu hohe Selbst- oder Fremdanforderungen oder Existenzdruck zu Stress und innerer *Nein-Haltung*. Das *Nein* bezieht sich dann auf die Art und Weise, also darauf, wie die derzeitige Situation im Beruf ist, nicht unbedingt auf den Beruf an sich. Aber genau das können wir mit dem Armlängentest ja überprüfen. Wir erhalten Auskunft darüber, was das eigentliche Problem ist. Da unser Körper beim Armlängentest nur mit *Ja (Entspannung)* und *Nein (Stress)* antworten kann, kommt es auf die richtige Fragetechnik an. Damit befassen wir uns im nächsten Kapitel. Aber zunächst eine weitere Übung, um etwas Routine im Umgang mit dem Armlängentest aufzubauen. Um nun mehr auf die emotionale Ebene zu gehen, habe ich ihnen Beispielfragen notiert, mit denen sie die nächste Übung machen können. Jetzt geht es nicht mehr um einfach überprüfbare Fakten, sondern um Fragen, die von Verstand und Unbewusstem möglicherweise unterschiedlich beantwortet werden. Selbstverständlich können sie weitere Fragen zu ihrer persönlichen Lebenssituation ergänzen.

Mögliche Fragen zum Üben des Armlängentests

- ❖ Mache ich meinen Beruf gerade gerne?
- ❖ Möchte ich mich beruflich verändern?
- ❖ Vertraue ich meinen beruflichen Fähigkeiten und Kompetenzen?
- ❖ Fühle ich mich in meiner Wohnung wohl?
- ❖ Ist die Wohnung energetisch in Ordnung?
- ❖ Wäre es besser umzuziehen?
- ❖ Bin ich glücklich in meiner Beziehung?
- ❖ Stimmt meine Balance zwischen Stress und Ruhe?

Es gibt unzählige weitere Möglichkeiten. Stellen sie aber bitte keine verneinten Fragen. Fragen sie also nicht:

- ❖ Mag ich meinen Beruf nicht?
- ❖ Fühle ich mich unwohl in meiner Wohnung?

Ich empfehle eine solche Vorgehensweise nicht, weil sich schnell die Frage stellt, wie das Unbewusste seine Antwort meint. Auf die Frage *Fühle ich mich unwohl?* könnte unser Organismus mit einer deutlichen Armlängendifferenz antworten. Das bedeutet dann allerdings nicht *Nein, stimmt nicht, ich fühle mich wohl*. Die Frage erzeugt Stress und eine Armlängendifferenz und die Antwort bedeutet damit *Ja, ich fühle mich unwohl (denn das Thema stresst mich)*. Das verwirrt nur. Achten sie also auf positive Frageformulierungen. Jede verneinte Frage kann ganz einfach auch anders herum gestellt werden. Die Antwort ist dann unmissverständlich.

Vierte Übung

Stellen sie sich wieder aufrecht hin und lassen sie beide Arme locker am Körper hängen. Lockern sie ihre Schultern und atmen sie ruhig und gleichmäßig. Jetzt stellen sie nacheinander einige Fragen aus der abgedruckten Liste oder zu ihrer persönlichen Lebenssituation und beobachten sie die Antworten ihres Körpers. Notieren sie sich, wo sie in der bewussten und damit rationalen Überlegung anders geantwortet hätten.

Mit dieser Übung wiederholen wir im Grunde genommen die vorhergehende auf der emotionalen Ebene. Sie sollen mit dieser Übung ein Gefühl dafür entwickeln, dass das Innere tatsächlich andere Einschätzungen treffen kann als der Verstand. Möglicherweise erhalten sie aber auch weitgehend oder vollständig die von ihnen erwarteten Antworten. Zu den gestellten Fragen können sie eben auch im Einklang mit sich selbst sein. Das ist auch keine Seltenheit. Wir sind ja nicht vollkommen kontraproduktiv von Verstand zu Gefühl. Das hat sehr viel mit innerer Klärung zu tun, damit, wie viel Zeit und Energie wir für Selbsterkenntnis bereits aufgewandt haben.

Ich möchte nun noch einmal deutlicher auf die tatsächlich beobachtete Armlängendifferenz eingehen. Ich habe bereits erwähnt, dass es manchmal innerhalb eines Tests mit mehreren Fragen sowohl geringe als auch deutliche Längenunterschiede geben kann. Wie ebenfalls schon erläutert liegt das an der Intensität des empfundenen Stresses bei dem angesprochenen Thema. Je größer dieser Stress ist, desto größer ist auch die Armlängendifferenz. Das hilft uns, einzuschätzen, wie groß der Handlungsbedarf in den einzelnen Themen ist und wie intensiv therapeutisch oder beraterisch gehandelt werden sollte. Mit der nächsten Übung möchte ich ihnen demonstrieren, dass die Armlängendifferenz nicht zufällig ist, sondern tatsächlich mit dem Grad des inneren Stresses oder der inneren Ablehnung zusammenhängt.

Fünfte Übung

Stellen sie sich wieder aufrecht hin und lassen sie beide Arme locker am Körper hängen. Lockern sie ihre Schultern und atmen sie ruhig und gleichmäßig. Jetzt denken sie an ein Nahrungsmittel, das sie überhaupt nicht mögen, am besten etwas, das sie nicht freiwillig essen würden, weil es ihnen nicht schmeckt oder sie sogar Abscheu empfinden. Denken sie intensiv an diese Speise und machen sie ohne eine Frage den Armtest. Führen sie die Arme dreimal kurz nacheinander vorm Körper zusammen und denken sie dabei an die Speise.

Vermutlich stellen sie bei dieser Übung fest, dass die Armlängendifferenz mit jedem Durchgang etwas größer wird. Der innere Stress erhöht sich, je länger sie an etwas Unangenehmes denken. Sie können die Übung wiederholen und dabei an etwas Schönes denken, was auch entsprechend bei einem Testdurchgang mit gleicher Armlänge beantwortet wird. Sie werden hierbei feststellen, dass ihre Arme immer und immer wieder das gleiche Ergebnis anzeigen: gleiche Armlänge und damit anhaltende Entspannung.

Der Armlängentest als Diagnosehilfe

Wir beschäftigen uns nun mit der Diagnostik in der alternativen Behandlung, die vom Armlängentest ergänzt werden kann. Er eignet sich sowohl für die Psychodiagnostik als auch für die Diagnostik körperlicher Erkrankungen. In der alternativen Behandlung werden natürlich weitere Verfahren eingesetzt und Krankheiten sollten immer auch einer schulmedizinischen Diagnostik unterzogen werden. Das versteht sich von selbst. Dennoch weise ich hier darauf hin, damit dieser Ratgeber nicht falsch verstanden wird und Selbstdiagnosen nicht an die Stelle der Diagnostik eines Fachmannes oder einer Fachfrau tritt. Gerade auch den Fachleuten möchte ich mit einfachen Worten erklären, wie hilfreich die Diagnose mit Hilfe des Armlängentests sein kann. Er kann uns nämlich wichtige Hinweise auf belastete Organe geben, ebenso auf psychodynamische Problemkonstellationen.

Natürlich können sie als Therapeut/in dem Patienten fragen stellen, und er soll dann seine Arme vorm Körper zusammenbringen. Das geht. Ich empfehle es jedoch nicht. Wenn er den Armlängentest kennt, kann sein Verstand durchaus „Korrekturen" vornehmen, er könnte schummeln. Das ist aber kaum möglich, wenn sie die

Hände des Patienten bewegen. Hierzu gibt es zwei praktikable Vorgehensweisen, die ich ihnen mit Hilfe zweier Übungen erläutern möchte. Für diese Übungen brauchen sie nun eine Person, die sich zur Verfügung stellt. Es muss ja nicht gleich ein Patient sein. Ein Freund oder ein Familienangehöriger stellt sich sicherlich zur Verfügung.

Sechste Übung

Der Proband soll sich aufrecht hinstellen und die Arme locker hängen lassen. Stellen sie sich vor den Probanden und greifen sie mit Daumen und Zeigefinger locker um seine beiden Handgelenke und ziehen sie seine Arme etwas vor seinen Körper. Sie halten seine Handgelenke also fest. Er muss nichts tun, vor allem nicht dabei helfen. Nun lassen sie ihn „Ja" sagen und legen sie dann seine Hände gegeneinander. Kontrollieren sie die Längendifferenz. Falls es einen deutlichen Unterschied gibt, wiederholen sie das noch einmal. Eine innere Abwehrhaltung könnte Stress produziert haben. Nehmen sie die Hände wieder auseinander, halten sie diese aber weiter fest. Lassen sie ihn nun „Nein" sagen und prüfen sie noch einmal die Armlängen, indem sie seine Hände unmittelbar nach der Frage vorm Körper zusammenführen. Stellen sie nun einige Fragen. Bringen sie je-

weils die beiden Hände des Probanden zum Ab-
lesen der Antwort zusammen und nehmen sie
diese dann wieder auseinander.

Sie werden bei dieser Übung sehen, dass sie das gleiche Phänomen wie im Selbsttest beobachten. Stress erzeugende Fragen zeigen Armlängendifferenzen. Indem sie die Hände für den Probanden bewegen, kann sein Verstand nicht mehr stören. Bei dieser Übung stehen sie natürlich relativ nahe frontal vor ihrem Probanden. Sie können natürlich soweit weg gehen wie es möglich ist, ohne die Arme zu überstrecken. In der Praxis kann dieses frontale Gegeneinanderstehen allerdings als unangenehm empfunden werden. Es ist energetisch auch nicht ganz optimal. Unser Körper strahlt Energie nach allen Seiten, nach vorne jedoch besonders intensiv. Ein sehr charismatischer Mensch sendet eine enorme Energie nach vorne. Diese kann durchaus positiv sein, kann aber das Testergebnis beeinflussen. Ich empfehle daher eine Position zum Patienten, die sowohl ihm als auch ihnen als Therapeut/in größtmögliche Freiheit gibt. Hierzu benötigen sie eine Liege. Wenn sie therapeutisch arbeiten, haben sie wahrscheinlich eine Massage- oder Energieliege in ihrer Praxis. Falls nicht, sollten sie sich so eine Liege besorgen. Für zahlreiche Therapien, Energie- und Heilungsarbeit kann sie hilfreich sein.

Wenn sie jetzt zum Üben keine Liege haben, kann sich der Proband auch auf einen stabilen Tisch legen, ganz an den Rand.

Siebte Übung

Der Proband liegt auf einer Liege auf dem Rücken und legt die Arme locker neben seinem Körper ab. Setzen sie sich auf einen Hocker oder Stuhl neben die Liege. Richten sie ihre Sitzhöhe so ein, dass sie auf gleicher Höhe der Liege sitzen. Umgreifen sie locker die beiden Handgelenke des Probanden. Hierzu müssen sie mit einer Hand über den Körper greifen. Das stört aber energetisch kaum, verfälscht jedenfalls nicht den Test. Beginnen sie wieder damit, dass der Proband „Ja" sagen soll und führen sie dann ohne seine Hilfe seine Hände über seinem Körper schnell zusammen. überprüfen sie die Längen der Arme. Verfahren sie wie bei der vorherigen Übung, falls sich eine deutliche Differenz zeigt. Überprüfen sie entsprechend auch das „Nein" des Probanden, damit sie sicher gehen können, dass der Test funktioniert bzw. um zu wissen, wie sich die Arme des Probanden bei Stress verhalten. Nun können sie mit Beispielfragen arbeiten und die Antworten des Klienten beobachten.

Nun wissen sie, wie der Test in der therapeutischen Praxis gemacht wird. Damit kommen wir zu der Frage, mit welchen Fragen eine Diagnostik gemacht werden kann. Hierzu möchte ich ihnen zwei Varianten vorstellen. Zum einen die Diagnostik körperlicher Zustände, also belastete Organe, physiologische Blockaden oder eingeschränkte Körperfunktionen aufzufinden. Zum anderen die Befragung der emotionalen bzw. psychischen Zustände. Wir beginnen mit der Befragung körperlicher Zustände.

Achte Übung

Der Proband liegt auf einer Liege. Beginnen sie wie in der vorherigen Übung mit „Ja" und „Nein", um die Reaktion des Körpers des Probanden sicher einschätzen zu können. Nun Befragen sie den Körper des Probanden nach einzelnen inneren Organen. Berühren Sie hierzu die Stelle an der Oberfläche des Körpers mit der flachen Hand, an der das zu testende Organ sitzt. Nehmen sie dann beide Hände des Probanden und führen sie diese schnell zusammen. Erhalten sie eine Stressreaktion, also ein „Nein", so liegt in dem betreffenden Organ eine Belastung vor. Das muss keine Krankheit sein. Es kann sich auch beispielsweise um eine Übersäuerung oder eine Anfälligkeit handeln.

Verfahren sie genau so mit den wichtigen Organen. Sie sollten hierzu natürlich die Lage der Organe kennen.

Mögliche Reihenfolge der Organtestung

❖ Magen
❖ Dickdarm
❖ Leber
❖ Nieren (leicht unter den Rücken greifen)
❖ Blase
❖ Bronchien
❖ Lunge
❖ Herz
❖ Gehirn

Natürlich können sie detaillierter Vorgehen und zu einzelnen Organen weitere Fragen stellen. Sie sollten allerdings keine speziellen Diagnosen eines einzelnen Organs abfragen. Hierzu gehört sicherlich eine im Einzelfall umfassendere Diagnostik. Wenn sie Heilpraktiker oder Arzt sind, können sie natürlich weitere Körperteile genau so testen. Die obige Liste ist ein Vorschlag zu einer allgemeinen Belastungsabfrage, beispielsweise, um Hinweise für Übersäuerungstendenzen zu erhalten. Zu der vorgestellten Übung gibt es eine Abwandlung. Wenn sie den Probanden lieber nicht berühren wollen oder an bestimmten

Stellen nicht, dann können sie ihre flach gehaltene Hand auch einfach in etwa zehn Zentimeter Abstand über seinem Körper halten, immer dort, wo das betreffende Organ sitzt. Das geht genau so gut. Es funktioniert auch durch bloßes Abfragen, ohne die Hand des Therapeuten erst zum Körper des Probanden zu führen. Ich empfehle es trotzdem. Wir nehmen damit stärkeren Kontakt zur energetischen Schwingung des Probanden auf und finden im Test auch weniger ausgeprägte Belastungen. Probieren sie es einfach aus. Es ist ganz leicht.

Betrachten wir als nächstes die Testung der psychischen Verfassung. Es gibt zwei Ansätze. Einerseits ist es möglich, einfach eine allgemeine Organabfrage zu machen und Belastungen einzelner Organe dabei zu notieren. Jedes Organ kann einer bestimmten Art von psychischer Belastung zugeordnet werden. Hierzu gibt es verschiedene Konzepte. Ich habe ihnen eine einfache Liste der Organzuordnung zu psychischen Belastungen aufgeschrieben, die als erste Orientierung hilfreich sein kann. Stellen sie in einem betreffenden Organ eine Belastung fest, können sie die entsprechende psychische Konstitution an der Zuordnung ablesen. Natürlich ist es auch möglich, direkt Fragen zu stellen, die die Psyche betreffen.

Zuordnung der Organe zur Psyche

❖ Magen: *tiefe Kränkung, mangelnde Verarbeitungsfähigkeit, Wut, Anklagehaltung, Sturheit*
❖ Darm: *Ambivalenz zwischen Wegstoßen und Festhalten, unvollständiger Befreiungsversuch*
❖ Leber: *Kränkung, Gereiztheit, Zerfahrenheit, Unentschlossenheit, harter Schicksalsschlag*
❖ Nieren: *Verweigerung des Loslassens, Kontrollzwang, Machtwunsch, Verlustangst*
❖ Blase: *Verlustangst, Trennungsproblematik, unvollständige Abkopplung von den Eltern, Angst vor dem Tod*
❖ Bronchien: *Unterlegenheitsgefühl, Selbstunsicherheit, Defensivität, Ängstlichkeit*
❖ Lunge: *unvollständiger Befreiungswunsch, Hoffnungslosigkeit, innere Ohnmacht*
❖ Herz: *tiefe Enttäuschung, überstarke Sehnsucht, unerfüllte Lebensträume*
❖ Gehirn: *Zweifeln, schlechtes Gewissen, Selbstverurteilung*
❖ Haut: *Unfähigkeit zur Introspektion, Hilfe suchende Mitteilungsbedürftigkeit*

Zur direkten Befragung der Psyche kann im Prinzip jedes Fragesystem der psychotherapeutischen Diagnostik benutzt werden. Ich möchte ihnen hier einen Kurzfragekatalog vorstellen, der eine erste Einschätzung erlaubt.

Fragenkatalog zur Testung der Psyche

❖ Hat das Problem einen Sinn für Dein Leben?
❖ Steht das Problem mit einer derzeitigen Situation in Verbindung?
❖ Ist ein Kindheitserlebnis für die Symptome verantwortlich?
❖ Will dein Unbewusstes mit diesen Beschwerden etwas mitteilen?
❖ Ist die Störung ein früher erlerntes Reaktionsmuster?
❖ Gehört die Krankheit eigentlich einer anderen Person?
❖ Handelt es sich bei der Krankheit um eine Selbstbestrafung?
❖ Gab es früher eine lebensrettende Entscheidung, die zu diesen Symptomen geführt hat?

Beachten sie bitte bei der Befragung der Psyche, dass jede angezeigte Stressreaktion, also jeweils eine sichtbare Armlängendifferenz als Antwort, als Bestätigung der Frage gesehen werden muss. Nehmen sie jetzt also nicht einfach *Ja* und *Nein*. Das geht nicht auf. Immer, wenn sie mit ihrer Frage bzw. ihrem Angebot, um was es gehen könnte, den „Nerv treffen", also etwas Wahres ansprechen, erzeugt das eine Stressreaktion.

Denken sie bitte bei der Befragung der Psyche daran, dass Stress bedeutet, das Thema erwischt zu haben und damit ist die Frage mit *Ja, so ist es!* beantwortet. Gleiche Armlänge, die wir bisher als Zustimmung zu einer positiven Formulierung kennen gelernt haben, bedeutet bei der Befragung der Psyche mit dem angegebenen oder ähnlichen Fragenkatalogen *Nein, das spielt keine Rolle (Das lässt mich kalt)*. Das ist sicherlich nicht schwer nachzuvollziehen. Es bedarf etwas Übung, geht aber dann auch recht einfach.

Üben sie nun die Befragung der Organe und die Befragung der Psyche. Ergänzen sie einige Fragen, lassen sie andere weg, die ihnen nicht passen. Bleiben sie bitte bei ihrer Routine. Wenn sie mit Patienten arbeiten, haben sie sicherlich ihre eigene Art und ihre individuelle Vorgehensweise entwickelt. Formulieren sie einfach ihre Fragen so, dass sie mit dem Armlängentest arbeiten können.

Der Armlängentest als Kontrollinstrument

Inzwischen können sie bereits mit dem Armlängentest umgehen und haben sicherlich festgestellt, wie einfach und hilfreich er ist. Er eignet sich jedoch nicht nur zur Diagnostik. Ebenso kann er ein Kontrollinstrument sein. Beispielsweise kann er eingesetzt werden, um einen Therapiefortschritt zu überprüfen, den wir nicht einfach durch Befragung ermitteln können. Nehmen wir einmal an, Therapeut und Patient arbeiten gerade an der Entsäuerung des Körpers des Patienten. Hierzu gibt es einige Methoden der Fortschrittskontrolle. Die wahrscheinlich einfachste ist der Armlängentest. Eine einfache Vorgehensweise wäre die simple Frage, ob der Körper schon Fortschritte gemacht hat. Das aber liefert nicht wirklich einen interessanten Hinweis. Der Fortschrittstest kann besser gemacht werden. Hierzu machen wir wieder eine Übung, die verdeutlicht, dass nicht nur die Frage nach fortschritt oder Stillstand beantwortet wird, sondern auch der Verlauf einer Belastung oder Krankheit nachvollzogen werden kann. Machen sie zunächst einmal einen Test und finden sie bei ihrem Probanden ein belastetes Organ. Falls es eine bekannte Krankheit gibt, arbeiten sie mit dieser.

Wir beschäftigen uns in der folgenden Übung mit der gefundenen Belastung oder Krankheit.

Neunte Übung

Der Proband liegt auf einer Liege. Grenzen sie nun den Zeitraum der Belastung/Krankheit ein. Fragen sie verschiedene Zeiträume der Vergangenheit ab, um festzustellen, wann die Belastung begann. Wenn sie den Zeitpunkt gefunden haben, fragen sie, wie die Belastung zu verschiedenen Zeitpunkten seit Ausbruch war. Sie erhalten Stressreaktionen, die unterschiedlich stark sind und erkennen daran den Verlauf der Krankheit. Beenden sie die Befragung, wenn sie in der Gegenwart ankommen.

Wenn sie ungefähr wissen, wann eine Krankheit entstanden ist, gehen sie bitte dennoch weiter zurück. Beginnen sie einige Wochen oder Monate vorher, je nach Krankheit. Es gibt viele Erkrankungen, die unterschwellig schon da sind, aber erst später ausbrechen. Nutzen sie also bitte ihre Kenntnisse, um den Zeitraum des Fragens einzugrenzen. Ein Schnupfen entsteht relativ schnell, eine Alzheimererkrankung entwickelt sich über Jahrzehnte. Ich habe ihnen ein Beispiel für eine Erkältung aufgeschrieben, deren Verlauf

drei Wochen nach der Diagnose mit dem Armlängentest kontrolliert wird.

Beispiel einer Verlaufskontrolle

- ❖ Vor drei Wochen warst du mit deiner Er-
kältung bei mir
- ❖ War sie schon davor da?
- ❖ Schon acht Wochen vorher?
- ❖ Schon vier Wochen vorher?
- ❖ Wie ging es dir als du bei mir warst?
- ❖ Wie ging es dir eine Woche danach?
- ❖ Wie ging es dir zwei Wochen danach?
- ❖ Wie geht es dir heute?

Sie sehen an dem Beispiel, dass nicht unbedingt
so gefragt werden muss, dass die Antwort *Ja*
oder *Nein* sein muss. Ist der Proband erst einmal
an seinem Thema dran, reagiert sein Körper mit
Stressreaktionen zu den Fragen und antwortet
automatisch mit unterschiedlichen Armlängen.
War die Krankheit beispielsweise schon vier Wochen vorher unterschwellig da, wird die Stressreaktion, die die Erinnerung an diese Zeit abbil-
det, geringer sein als bei der Frage nach dem Tag
der Erstuntersuchung. Im weiteren Verlauf können sich schwächere Reaktionen zeigen, möglicherweise aber auch einmal Stagnationen, Erst-
verschlimmerungen oder Rückfalltendenzen.

Wir erhalten also Auskünfte über den Verlauf der Krankheit. Diesen lesen wir an der jeweiligen Stärke der Stressreaktion ab, die sich in unterschiedlich ausgeprägten Armlängendifferenzen zeigt. Somit können wir auch überprüfen, ob der eingeschlagene therapeutische Weg der geeignete war und ggf. Anpassungen vornehmen.

Sie sehen an diesem Beispiel, dass der Armlängentest mehr ist als nur ein Abfrage- und Diagnosemittel. Er kann zur Verlaufskontrolle und damit natürlich auch zur Prognose des weiteren Fortschritts benutzt werden. Wie sie vielleicht bereits im Inhaltsverzeichnis gesehen haben, behaupte ich, dass der Armlängentest selbst als Therapiemittel eingesetzt werden kann. Wie das geht, erkläre ich ihnen im nächsten Kapitel.

Der Armlängentest als Therapie

Mit Hilfe des Armlängentests lässt sich auch eine alternative Therapie konstruieren, wobei der Test nicht nur Diagnose und Fortschrittskontrolle ermöglicht, sondern unmittelbar in den Behandlungsvorgang eingebaut wird. Hierzu machen wir uns noch einmal klar, dass wir mit Hilfe der Armlängen mit dem Unbewussten des Patienten kommunizieren. Wir erhalten über seinen Körper Antworten aus einem emotionalen Bereich seines Organismus, die er nicht durch aktive und verstandgesteuerte Überlegung geben könnte. Die Behandlungsansätze der alternativen Heilkunst gehen im Sinne einer ganzheitlichen Betrachtung davon aus, dass der menschliche Organismus eine enorme Selbstheilungskraft hat und dass Heilung schließlich immer auf dem Boden der inneren Bereitschaft und dem inneren Willen dazu basiert. Da es uns möglich ist, mit dem Armlängentest direkt mit der Instanz zu sprechen, die dieses Innere steuert, können wir mehr als nur fragen, ob der Patient denn tatsächlich gesund werden will. Gerade auf diese Frage erhalten wir oft eine Stressreaktion.

Stellen sie sich einmal vor, wie es wäre, wenn wir mit dem Unbewussten verhandeln könnten, wenn wir es dazu einladen und motivieren könnten, die Selbstheilungskräfte zur Verfügung zu stellen und die Krankheit damit schrittweise zu beenden. Wir könnten dann gemeinsam mit dem Unbewussten des Patienten einen neuen Weg finden, wie er innerlich mit sich selbst umgehen kann. Das ist möglich!

Bevor ich ihnen erkläre, wie das gemacht werden kann, möchte ich einen kurzen Blick auf die Frage werfen, warum das Unbewusste eigentlich bei der Vorstellung wieder gesund zu sein diesen Stress empfindet. Einige Gründe dafür haben wir schon besprochen. Es kann häufig Vorteile haben, krank zu sein oder zu bleiben, weil äußere Vorteile damit verbunden sind. Die Psychologie nennt das sekundären Krankheitsgewinn. Die Bezeichnung legt schon nahe, dass es auch einen primären Krankheitsgewinn gibt, also einen der an erster Stelle steht. Dieser primäre Krankheitsgewinn hat meistens die größte Bedeutung beim Krankwerden und Gesundwerden. Wir alle haben immer innere Vorteile vom Kranksein. Das klingt jetzt sehr negativ, ist aber eine Wahrheit, die es zu beachten gilt, wenn wir wirklich ganzheitlich therapieren wollen. Der entscheidende Unterschied zwischen Schulmedizin und alternativen Behandlungsmöglichkeiten liegt nicht in der Wahl der verordneten Mittel oder in dem Gegensatz zwischen Pharmaindustrie und Naturheilkunde. Der wirkliche Unterschied besteht darin, dass die alternativen Therapeuten - und die gibt es auch in der Schulmedizin - mehr behandeln als nur Symptome. Häufig behaupten allerdings die alternativen Heiler, sie würden Ursachen anstatt Symptome behandeln. Hierüber lässt sich trefflich streiten. Die meisten Krankheiten haben nicht eine einzige oder einfach greifbare Ursache. Sie durchlaufen einen Entstehungsprozess, der langwierig ist. Eine emotionale Entwicklung innerer und äußerer Konfliktlagen führt schließlich an einem bestimmten Punkt der Überforderung zu einer Krankheit. Da versammeln sich viele Gründe, die ineinander spielen. Ich halte es für treffender, zu sagen, dass die alternativen Therapeuten ganzheitlich arbeiten, indem sie komplexere, vor allem emotionale und psychische Komponenten mit behandeln.

Ich finde aber auch die Betrachtung des Organismus als Fass, das irgendwann überläuft und die Belastungen nicht mehr halten kann, als etwas zu kurz. Krankheit wäre dann eine Art natürlicher Mechanismus, der wie ein Naturgesetz funktioniert. Ich bin der Ansicht, dass unser Körper bereits vor diesem Punkt Krankheiten produziert, meistens weit vorher. Damit verstehe ich Erkrankungen als Warnsignal, als Hinweis unseres Organismus, dass wir uns um etwas kümmern sollen. Der primäre Krankheitsgewinn besteht darin, dass wir uns mit der Krankheit beschäftigen oder uns leidend hingeben, sie beklagen oder geduldig annehmen. Eine Vielzahl von Umgangsformen mit unseren Erkrankungen ist möglich. Meist ist das für uns selbst im hohen subjektiven Leidensdruck angenehmer oder weniger anstrengend als uns mit unseren inneren Konflikten zu beschäftigen, mit unseren tatsächlichen Gefühlslagen, unseren Ängsten, unseren Vorbehalten, unseren Zweifeln, unserer Sturheit, unserem mangelnden Veränderungswillen. Wenn wir krank sind, müssen wir viele äußere Probleme und viele innere Probleme nicht angehen. Das ist der primäre Krankheitsgewinn. Wir haben selbst bei zerstörerischen Krankheiten auch Vorteile davon.

Diese Ansicht ist nicht neu und wurde nicht von mir erfunden. Allerdings wird manchmal vorschnell angenommen, dass der primäre Krankheitsgewinn der Grund für die Entstehung der Erkrankung sei: *Ich will mich nicht mit mir und meinen Problemen befassen, ich werde lieber krank!* Das ist meiner Ansicht nach nicht ganz richtig. Ich möchte das etwas umformulieren. Denn eigentlich ist es eine Mitteilung unseres Unbewussten an den Verstand, die etwa so lautet: *Du kümmerst dich nicht um dein inneres Wohlergehen und um die Lösung deiner seelischen Konflikte. Ich schicke dir einige Symptome, die dich aufmerksam machen solle, dass du stehen bleibst und dich um dich kümmerst.* Und wenn wir Symptome übersehen, Unwohlsein, Kopfschmerzen oder das Gefühl der Erschöpfung übergehen oder gar mit Medikamenten überdecken, geht es so weiter: *Schade, dass du dich nicht um deine Seele kümmerst. Ich, dein Unbewusstes, das sich um dich sorgt, sende dir nun eine Krankheit. Dann musst du dich um dich kümmern.* Die Krankheit bricht aus.

Ich möchte niemandem Schuld geben an seiner Krankheit. Glauben sie mir: Ich werde auch hin und wieder krank. Doch immer dann, wenn ich mich zu wenig um mich gekümmert habe und Unerledigtes innerlich aufschiebe oder zu wenig Energieausgleich durch Pausen und Stressabfuhr betrieben habe. Wir sind da alle gleich. Es ist eine Herausforderung, immer wieder stehen zu bleiben und gerade Zeiten des Krankseins zu nutzen, um zu erforschen, was wir innerlich und dann in einem nächsten Schritt auch im Äußeren verändern, weiterentwickeln können. Unseren Patienten helfen wir bei ganzheitlicher und damit wirklich alternativer Behandlung bei genau diesen Entdeckungs- und Entwicklungsprozessen. Es ist also nicht wirklich so, dass ein Kranker krank bleiben will. Er will meistens die tatsächlichen Schwierigkeiten im Psychologisch-Emotionalen nicht angehen. Sein Unbewusstes weigert sich dann, das Gesundwerden zu fördern. Denn dann ginge alles so weiter wie vorher. Das Unbewusste ist aber keine richterliche Instanz, die uns als Bestrafung krank sein lässt. Es sendet uns jeden Tag Signale zur inneren energetischen Lage, zu unseren Gefühlen und Problemen, zu Lösungsansätzen und Entwicklungsmöglichkeiten. Wir übersehen sie, wenn sie uns in Träumen gezeigt werden. Wir überhören sie, wenn sie als innere Stimme zu uns sprechen, wir beseitigen sie, wenn sie als Kribbeln, Jucken oder als Druckgefühl mit uns kommunizieren.

ich bin vollkommen davon überzeugt, dass jeder Zustand der Krankheit aufgelöst wird, wenn wir es schaffen, die Signale unseres Unbewussten aufzunehmen und die bestehenden inneren Konflikte und emotionalen Belastungen zu lösen. Selbst schwere Erkrankungen, die weit fortgeschritten sind, können so noch zu einer Heilung kommen. Lange etablierter Hass, Festhalten an unerfüllten Sehnsüchten, nicht überwundener Schmerz, Rachegedanken und alte selbstzerstörende Wahrnehmungs-, Denk- und Handlungsmuster hindern uns allzu häufig an wirklicher Erkenntnis und Veränderung. Hier liegt die Herausforderung. Doch können wir kranken Menschen nicht immer erfolgreich dabei helfen, alle Verstrickungen im Inneren aufzulösen. Es ist auch nicht immer günstig, zuerst diese Entwicklung anzugehen und dann zuzusehen, wie die Krankheit von selbst verschwindet. In der Behandlungspraxis wäre es am besten, wenn wir neben äußeren Therapieanwendungen zur Versorgung des kranken Körpers mit dem Unbewussten aushandeln könnten, auf die Krankheit oder die Symptome zu verzichten. Das geht. Allerdings muss der Betroffene einen Beitrag leisten, nicht für uns sondern für das Unbewusste. Für seine inneren Anteile, die sich bisher erfolglos Gehör verschaffen wollten. Der Patient muss bereit sein, sich selbst zu erkunden, das Innere zu entdecken, sich selbst den seelischen Konflikten, den alten Denk-, Wahrnehmungs- und Handlungsmustern zu stellen, um sie zu verstehen und dann zu verändern. Wenn das Unbewusste davon überzeugt ist, dass wir das tun, gibt es uns jede Zeit der Welt dafür und jeden Beistand, den wir gebrauchen können. Es lässt uns auch gesund werden und bleiben, damit wir diese Aufgabe erledigen können. Nur muss es wirklich davon überzeugt sein. Da gibt es keine Tricks und Kniffe.

Therapie kann also so aussehen, dass wir stellvertretend für den Patienten mit dessen Unbewusstem sprechen und aushandeln, dass die Krankheit der Genesung zugeführt wird. Wir bieten dabei an, und der Patient muss es einlösen, gerne mit unserer Hilfe, dass der Verstand mit dem Unbewussten kooperieren wird, die von innen gesandten Signale aufnimmt und die Kon-

flikte zu lösen versucht. Hier kann uns der Armlängentest helfen und zwar als unmittelbares
Kommunikationsinstrument mit dem Unbewussten. Dabei gehen wir vor wie bei den bisherigen
Tests bzw. Übungen. Wir stellen dem Unbewussten des Patienten Fragen und lassen es antworten. Signalisiert es Kooperationsbereitschaft, so
bitten wir es, einen neuen Weg der Kommunikation zu suchen. Die Krankheit soll beseitigt werden und konstruktive Kommunikation soll statt-
finden. Hierzu ist das Versprechen des Patienten
erforderlich, dem Unbewussten besser „zuzuhören". Auf der nächsten Seite habe ich den Ablauf
der Befragung aufgeschrieben. Beginnen sie zunächst damit, dem Patienten zu sagen, dass sie
nun nur mit seinen unbewussten Anteilen sprechen möchten. Sprechen sie diesen Teil gerne mit
„unbewusster Teil von ..." oder auch mit *„Unterbe-
wusstsein von ..."* an. Das hilft dem Patienten, sich
selbst, also seinen Verstand zu distanzieren und
zum Beobachter der Situation zu werden. Eine
ähnliche Vorgehensweise der Befragung finden
wir im NLP beim so genannten Six-Step-
Reframing und in Hypnoseanwendungen mit
Reframing über ideomotorische Kommunikation.
In Hypnose wird oft mit Fingersignalen oder
anderen Feedbackmöglichkeiten des Körpers
gearbeitet. Der Armlängentest ist wie bereits
ausführlich beschrieben auch eine ideomotori-

sche Reaktion des Körpers auf tief liegende Gedanken und Gefühle.

Therapeutische Vorbereitung der Kooperation

❖ Unbewusster Teil (UB) von ... Könntest du die Krankheit beseitigen, wenn du es wolltest?

❖ UB ... bisher konnte der Verstand deine Mitteilungen und Hinweise noch nicht ausreichend verstehen. Das geht auch jetzt in der Krankheit noch nicht. Ab sofort soll es sich ändern.

❖ UB ... Bist du bereit, mit mir daran zu arbeiten, gesund zu werden, wenn der Verstand sich bemüht, dir ab sofort besser zuzuhören?

❖ UB ... Finde bitte einen neuen Weg der Kommunikation, einen Weg, wie du dem Verstand deine Mitteilungen senden kannst, ihm sagen kannst, worauf es ankommt, was betrachtet werden soll. Ohne Krankheit bitte.

❖ UB ... Hast du eine neue Idee gefunden?

❖ UB ... Überprüfe innerlich, ob der Verstand dich auf diesem neuen Weg verstehen wird.

- ❖ Stell dir vor, du wärest gesund und der neue Weg der Verständigung funktioniert. Wäre das besser als jetzt?
- ❖ Kannst du dem Verstand schon jetzt einen Hinweis geben, indem du ein Bild oder einen Gedanken in den Verstand sendest?
- ❖ Sende jetzt bitte einen Hinweis an den Verstand, wie du in Zukunft deine Hinweise sendest.
- ❖ Bist du bereit, eine Woche lang am Gesundwerden zu arbeiten und den neuen Weg auszuprobieren?
- ❖ *Bei psychischen Problemen:* Bist du bereit, eine Woche lang auf die Symptome zu verzichten und den neuen Weg auszuprobieren?
- ❖ Dann richte jetzt alles im Innern so ein, dass das Neue versucht werden kann und zeige mir mit den Armen, dass du fertig bist.
- ❖ Vielen Dank, liebes UB ... Wir danken dir für deine Hilfe und deine Kooperation.

Kontrollieren sie jeden Schritt mit dem Armlängentest. Wenn das Unbewusste einmal die Bereitschaft anzeigt, einen mit dem Verstand gemeinsamen neuen Weg der Verständigung zu suchen, lässt es sich auch bereitwillig auf den Ablauf der Fragen ein und kooperiert. Bedenken sie bitte, dass es nicht darum gehen kann, das tiefe Innere des Patienten zu irgendetwas zu überreden. Es muss tatsächlich eine Veränderung des Verstandes folgen. Der Patient muss sich mit sich selbst auseinandersetzen und muss versuchen, die eigentliche Mitteilung, die hinter der Krankheit steht, zu verstehen. Hierzu ist in der Regel eine therapeutische Hilfe erforderlich. Wenn die beschriebene Vorgehensweise schließlich gelingt, also das Unbewusste sich auf einen neuen Versuch der Kommunikation einlässt, sollte immer eine zunächst vorübergehende Zeit vereinbart werden. Das können ein bis drei Wochen sein. Natürlich wird der Patient in dieser Zeit nicht unbedingt vollkommen gesund. Das ist auch nicht erforderlich. Es kommt darauf an, dem Unbewussten Zeit zu geben, zu überprüfen, ob der Verstand wirklich auch etwas verändern will. Dabei sollten wir dem Patienten dann helfen. Vor allem im Bereich psychischer Störungen sind die Wirkungen einer solchen Therapie mit Armlängentest meist sehr plötzlich und sehr deutlich zu erkennen, weil eindrucksvolle Psychosymptome oft „abgeschaltet" werden oder viel seltener auftreten, beispielsweise Panikattacken. Lässt der Patient allerdings alles beim Alten und ignoriert die Abmachung mit seinem Unbewussten, so kommen die Symptome schnell wieder zurück. Das gilt es zu vermeiden. Der

beschriebene Ablauf ist eben kein Suggestions-
trick, sondern eine tatsächliche Abmachung mit
dem Unbewussten. Natürlich bleibt häufig zunächst einmal offen, wie denn die neuen Signale
und Hinweise des Unbewussten aussehen werden. Laut Vereinbarung sollen es keine Krank-
heitssymptome sein. Auf die Bitte an das Unbewusste, doch einen ersten Hinweis bereits in den
Verstand des Patienten fließen zu lassen, wird
dieser Hinweis nicht immer erkannt oder gesehen. Natürlich stellt sich ein Bild ein oder ein
Gedanke. Doch bringt der Patient, sein Denken
nicht unbedingt in Verbindung mit dem erwarteten Hinweis. Das macht aber nichts. Es ist nicht
wirklich erforderlich, zu wissen, wie sich das
Unbewusste in Zukunft mitteilen wird. Manchmal ist es sogar hilfreicher, das nicht zu wissen,
denn das erfordert mehr Aufmerksamkeit und
mehr Auseinandersetzung mit eigenen Gedanken und Gefühlen. Das Unbewusste hat viele
Möglichkeiten, unserem Verstand Hinweise auf
das, was wir betrachten sollten, zu geben. Träume oder spontane Ideen, die uns scheinbar zufällig einfallen, sind solche Wege. Häufig wird auch
unsere Wahrnehmung von innen gelenkt, um
uns aufmerksam zu machen; wir sehen plötzlich
Schilder oder andere Gegenstände, die wir bisher
immer übersehen haben, Zeitungsartikel fallen
uns auf oder wir werden auf der Couch plötzlich

wach, weil in der langweiligen Talkshow, bei der wir eingeschlafen sind, genau unser Thema besprochen wird. Möglichkeiten gibt es viele. Vertrauen sie darauf, dass unser Unbewusstes genug Wege kennt. Sagen sie ihrem Patienten, er soll Bleistift und Papier neben sein Bett legen und alle Träume stichwortartig notieren, wenn er in der Nacht aufwacht. Am besten hat er in der nächsten Zeit immer etwas zu schreiben dabei und macht sich Notizen über Dinge, die ihm auffallen oder etwas merkwürdig erscheinen. Wir haben täglich viele solcher Begegnungen, die wir schnell wieder vergessen, weil wir nicht wirklich über sie nachdenken.

Ferntest und Fernbehandlung

Fernbehandlungen haben eine lange Tradition und gleichzeitig rufen sie selbst unter alternativen Heilern oft große Skepsis hervor. Unserer materiellen Alltagswelt entspricht es scheinbar nicht, Dinge beeinflussen zu können, die weit entfernt sind, die wir weder sehen noch greifen können. Gleichzeitig haben die meisten Menschen bewusste Erfahrungen mit einer speziellen Art von Verbindung zu anderen Menschen, die dann im Alltag als Telepathie bezeichnet werden. Sicherlich kennen sie solche Ereignisse auch; wir denken an eine Person, die einige Sekunden später anruft. Oder wir fragen uns, wie es einem alten Freund wohl gehen mag, von dem wir schon lange nichts mehr gehört haben und erhalten plötzlich die Nachricht, dass er krank ist. Dass es Verbindungen zwischen Menschen über große Distanzen gibt, die mehr als nur das Denken an den anderen sind, braucht kaum bewiesen zu werden. Es ist derart häufig in unserem Alltag zu beobachten, dass wir dieses Phänomen kaum übersehen können. Und dass es sich nicht um Zufälle handelt, können sie mit der nächsten Übung selbst überprüfen. Beides ist möglich: Ferntest und Fernheilung mit Hilfe des Armlän-

gentests. Hierzu machen wir einmal einen Ferntest zur Organabfrage.

Zehnte Übung

*Nehmen sie sich zunächst einmal Zeit, sich
selbst auf die zu testende Person zu konzentrie-
ren. Ein Foto ist dabei hilfreich oder visualisie-
ren sie die Person zunächst einmal so deutlich
wie möglich. Stellen sie sich vor, die Person wäre nun bei ihnen und stünde direkt vor ihnen.
Fragen sie nun die einzelnen Organbereiche ab
und testen mit Hilfe ihrer eigenen Arme mögliche Belastungen. Berühren sie dabei nicht ihren
eigenen Körper, sondern stellen sie sich vor, wie
sie die betreffende Körperstelle ihres Gegen-
übers berühren. Führen sie die Bewegung der
Berührung am besten tatsächlich mit einer
Hand in der Luft aus. Teste sie beispielsweise
den Magen, so strecken sie ihre Hand etwas
nach vorne, auf Höhe ihres eigenen Magens, als
berührten sie eine Person, die vor ihnen steht.
Testen sie dann mit Hilfe ihrer eigenen Arme
die Belastung.*

Ebenso könnten sie auch bei einer Therapie vorgehen. Der Ablauf ist immer genau so als wäre
die Person bei ihnen. Bleiben sie auch da bei ihrer Praxisroutine. Stellen sie sich vor, die Person

stünde vor ihnen oder läge auf der Behandlungs-
liege in ihrer Praxis. Wer mit energetischen Methoden wie Reiki oder Quantenheilung arbeitet,
kennt die Fernheilung bereits und weiß, dass sie
ebenso funktioniert wie Heilung im direkten
Kontakt. Ferntestung ist weder leichter noch
schwieriger. Es ist das gleiche energetische Prinzip, das dahinter steht, die gleiche energetische
Verbindung zwischen zwei Menschen, die besteht, wenn beide aneinander denken oder zumindest der eine an den anderen. Ich empfehle
ihnen, bei Ferntests immer mit der Person, die
getestet wird, zu vereinbaren, wann der Test
stattfindet. Das ist zwar für das Funktionieren
nicht erforderlich. Doch sollten detaillierte Tests
nicht ohne das Wissen der getesteten Person gemacht werden, immerhin geht es um sehr per-
sönliche Angelegenheiten. Außerdem besteht
eine engere energetische Verbindung, wenn sich
beide aufeinander einstellen und sich jeweils in
einer ruhigen Atmosphäre befinden.

Probieren sie es einmal aus und lassen sie sich
Rückmeldung von der getesteten Person geben.
Überprüfen sie, ob der Test funktioniert. Sie
werden feststellen, dass ihre Ergebnisse mit der
Zeit immer deutlicher und präziser werden.

Zum Schluss

Jedes Büchlein dieser Ratgeberreihe enthält eine spezielle Methode der alternativen Heilung. In dieser Ausgabe habe ich ihnen den Armlängentest vorgestellt. Wie alle anderen Methoden auch, kann dieser in einer Sitzung oder zu Hause alleine zum Einsatz kommen oder mit anderen Vorgehensweisen kombiniert werden. Die Übungen und die beschriebenen Techniken sind sehr einfach gehalten und leicht zu erlernen. Sie enthalten gleichzeitig alles, was zur Entfaltung ihrer Wirkung erforderlich ist. Machen sie bitte ihre eigenen Erfahrungen mit dem Armlängentest und ändern sie gerne den Ablauf hier und da ab. Machen sie ihre Behandlung daraus. Sie werden sehen, dass sie mit Hilfe dieser einfachen Diagnose- und Behandlungsmethode häufig deutliche und vor allem nachhaltige Heilungsprozesse anstoßen, begleiten und festigen können.

Ich lade sie gleichzeitig dazu ein, weitere Behandlungsmethoden kennen zu lernen und einzuüben. Am Ende des Buches finden sie eine Liste weiterer Ratgeber zu ebenfalls sehr wirksamen und einfach zu erlernenden Techniken. Ich wünsche allen Leserinnen und Lesern viel Erfolg in der Arbeit mit ihren Patienten.

Empfehlung von Marvin Oswald

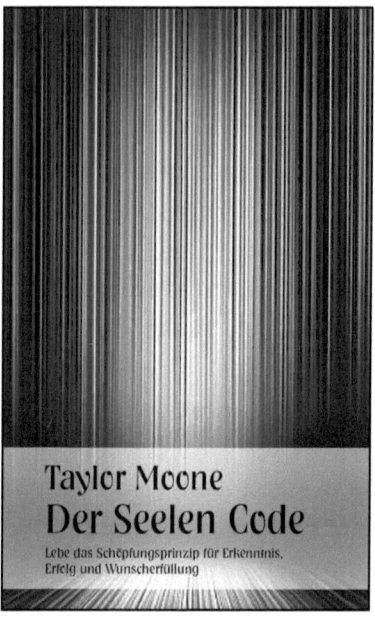

Taylor Moone stellt die menschliche Seele in den Mittelpunkt des göttlichen Schöpfungsplans. Mit seinen Ausführungen zum Wesen der menschlichen Seele, das er mit dem Seelen-Code greifbar macht, zeigt der Autor auf anschauliche Art und Weise, dass nicht Gott oder das Universum, sondern jeder einzelne Mensch die Schöpfung erfüllt. Die Seele selbst wird mit ihrem einfachen Code zum Grundprinzip der Schöpfung. Seine These besagt, dass jeder Mensch Glück, Erfolg und Wunscherfüllung erleben wird, wenn er den Seelen-Code erkennt.

Der Seelen Code - ISBN 978-3-943323-02-3

Außerdem von M. Oswald erschienen:

Heilende Zahlen in der Praxis
ISBN 9783844805949

Heilende Zeichen in der Praxis
ISBN 9783844806076

Heilaffirmationen in der Praxis
ISBN 9783844806144

Heilende Farben in der Praxis
ISBN 9783844806182

Die Zauberwiese in der Praxis
ISBN 9783844806205

Quantenheilen in der Praxis
ISBN 9783844806229

Heilhypnose in der Praxis
ISBN 9783844806274

Heilmeditation in der Praxis
ISBN 9783844806953

Armlängentest in der Praxis
ISBN 9783842356061

Hypnosetexte und Suggestionen
ISBN 9783844806908